DES

COMPLICATIONS PLEURO-PULMONAIRES

DU

RHUMATISME ARTICULAIRE AIGU

PAR

Thomas VASQUEZ

Docteur en médecine de la Faculté de Paris,

Ancien externe des hôpitaux de Paris.

PARIS

A. PARENT, IMPRIMEUR DE LA FACULTÉ DE MÉDECINE

31, RUE MONSIEUR-LE-PRINCE, 31

1878

A LA MEMOIRE DE MON PÈRE

A MA MÈRE

A MON CHER FRÈRE M.-J.-A. VASQUEZ

A MES SŒURS

A MON ONCLE

M. JOSÉ DE RIVERA SANJURJO

A M. M. PILLOT

A MES CHERS AMIS

F. MEJIA ET SANTIAGO S. SANTAMARIA

A MON PRÉSIDENT DE THÈSE

M. LE PROFESSEUR VULPIAN

Doyen de la Faculté de médecine de Paris.

A MES MAITRES DANS LES HOPITAUX

MM. FAUVEL, RICHET ET DUPLAY

A MON CHER MAITRE ET AMI

M. LE DOCTEUR M. LETULLE

Interne des hôpitaux.

DES COMPLICATIONS

PLEURO-PULMONAIRES

DE

RHUMATISME ARTICULAIRE AIGU.

AVANT-PROPOS.

Le sujet que nous avons choisi pour notre thèse inaugurale n'est point nouveau. Des thèses nombreuses ent été soutenues sur les affections pleuropulmonaires survenant dans le cours du rhumatisme articulaire aigu; toutefois, si nous passons en revue toutes ces thèses, nous constatons que chacune d'elles, prenant à part une seule de ces complications, ne s'est pas occupée de faire un travail d'ensemble de ces affections. Nous constatons encore dans les travaux faits sur les affections survenant dans le cours d'un rhumatisme que la place qu'on a faite aux affections pleuro-pulmonaires n'est pas bien considérable.

Nous avons voulu combler cette lacune. C'est ce travail d'ensemble que nous avons essayé de faire, en condensant le plus possible dans ce modeste cadre les principaux travaux qui ont été faits sur ces complications ; nous avons aussi voulu attirer l'attention sur leur fréquence, et démontrer qu'elles sont moins rares qu'on ne le pense.

Avant de soumettre à l'approbation de nos juges le résultat de nos efforts, nous sollicitons ici toute leur indulgence. C'est confiant dans leur bienveillance que nous nous présentons devant eux.

Qu'il nous soit permis, en terminant, de remercier ici notre excellent maître et ami, M. le docteur Letulle, du sujet de thèse qu'il a bien voulu nous donner, et du bienveillant intérêt qu'il nous a toujours témoigné.

Nature et caractères généraux des complications pleuro-pulmonaires du rhumatisme articulaire aigu.

Dans l'étude que nous nous sommes proposé de faire concernant ces complications, la première question qui devait se présenter à notre esprit était la suivante : Ces maladies qui surviennent pendant le cours d'un rhumatisme articulaire aigu sont-elles indépendantes, accidentelles, ou bien sont-elles liées d'une manière plus ou moins intime à la diathèse rhumatismale ?

Deux opinions complétement opposées sont en présence. Les uns ne voient dans ces affections que des accidents ne dépendant en aucune façon du rhumatisme. Chomel est un de ceux qui ont nié d'une manière très-catégorique toute relation entre la diathèse et les différentes affections pouvant survenir pendant son cours.

Dans son *Essai sur le rhumatisme* il s'exprime ainsi : « Dans un temps où les théories étaient en « faveur, on a pu considérer comme rhumatismale « l'inflammation de la plèvre ou du poumon qui « survient dans le rhumatisme ou cesse par son » retour; mais aujourd'hui qu'on ne voit plus dans « ces maladies que ce que les sens peuvent y distin- « guer, on ne les regarde plus que comme des « affections diverses qui se succèdent ou se rem- « placent mutuellement. »

D'autres auteurs sont d'un avis tout différent, et croient ces affections intimement liées à la diathèse rhumatismale. Ils se fondent sur ce que la marche et le développement de ces maladies sont semblables à la marche et au développement des autres effets du rhumatisme sur les articulations.

On voit par ce rapide exposé que la question n'est pas encore résolue, et que l'étude de la nature de ces complications est encore incomplète. Certes, nous n'avons pas l'intention de croire que notre modeste travail puisse y contribuer pour quelque chose. Cependant, puisqu'il faut nous décider par l'une des deux opinions, nous avouons notre penchant par l'opinion qui relie ces complications à la diathèse rhumatismale.

Ce n'est pas une démonstration absolue que nous donnerons ici : il faudrait pour cela avoir examiné la frequence de ces accidents chez les individus atteints de rhumatisme, et chez ceux qui en sont « exempts ou offrent d'autres maladies ; mais en attendant cette solution rigoureuse de la question, il nous semble qu'ayant égard à la marche et au développement de ces accidents, absolument semblables à la marche et au développement des douleurs et des autres effets du rhumatisme sur les articulations ; ayant égard aussi à l'opinion des anciens, qui ont presque tous attribué au rhumatisme des accidents de ce genre, on peut considérer comme probable une solution affirmative. » (Castelnau.) Nous pensons donc que les affections que nous étudions ont un même point de départ, le rhumatisme.

Le propre des affections rhumatismales c'est, d'une part, la soudaineté de leur apparition, la rapidité avec laquelle elles arrivent à leur summum d'intensité, leur mobilité, leur aggravation ou leur déclin subit ; d'autre part, le peu de traces qu'elles laissent parfois après elles. Or, nous retrouvons tous ces caractères dans les affections que nous étudions.

Nous avons donc cru utile, avant de passer à la description de chacune d'elles en particulier, d'en faire tout d'abord une étude générale, en montrer leurs caractères fondamentaux, et arriver par là à démontrer qu'elles sont intimement liées à la diathèse rhumatismale.

En premier lieu, ces complications, assez bien connues, n'ont pas été étudiées depuis assez longtemps avec soin et exactitude ; il est par conséquent impossible de déterminer, par une statistique, leur degré de fréquence. Nous les croyons moins rares qu'on ne le pense; souvent elles sont latentes, et on néglige de les rechercher ou d'en tenir note exacte. Elles peuvent être de peu d'importance, légères, mais elles peuvent revêtir un caractère exceptionnel de gravité.

Le plus ordinairement ces complications surviennent à une période déjà avancée du rhumatisme articulaire aigu, et sont déterminées parfois, par l'influence atmosphérique, le refroidissement général ou partiel, l'usage des bains ou l'application d'eau froide; d'autres fois, on ne peut invoquer ces influences, il faut alors soupçonner une prédisposition particulière.

Elles se relient directement aux cardiopathies, se montrent généralement quand il existe une péricardite ou une endocardite. La proposition inverse, bien qu'elle ait été émise, est loin de s'appuyer sur un nombre égal des faits. Il est rare de les rencontrer chez les individus dont le cœur est resté libre, ayant résisté aux atteintes du rhumatisme. Ace propos nous transcrivons ici une très-curieuse statistique, que nous avons copiée de la thèse de M. Benjamin Bal (Thèse d'agrégation, 1866). Sur 46 cas de rhumatisme articulaire aigu, sans affection du cœur, Latham a trouvé 5 cas d'affection pulmonaire (1 sur 9). — Sur 90 cas où le cœur était atteint, il existait 19 cas, une affection pulmonaire (1 sur 5). — Sur 11 cas de péricardite rhumatismale Taylor (*Medico-*

chirur. trans, vol. XXXVIII, p. 514) a noté 5 pleurésies, 4 pleuro-pneumonies, 1 pneumonie. Enfin, sur 61 cas de rhumatisme articulaire aigu avec péricardite ou endocardite, Ormerod (*Medico chirur. trans.*, vol. XXXVII, p. 11) a rencontré 24 cas d'affections pulmonaires, à savoir : 17 pneumonies (4 cas mortels), 4 pleurésies (2 cas mortels), 3 pleuro-pneumonies.

Ces complications présentent des caractères tranchés. Leur début est soudain, elles arrivent rapidement à leur summum d'intensité. Leur marche est très-rapide. C'est un des points les plus importants de leur histoire. Tantôt la mort est rapidement la conséquence de leur apparition; comme on peut le constater dans le cas de congestion pulmonaire rhumatismale publié par M. Ball, et dans lequel la mort arriva au bout de cinq minutes de l'apparition des accidents. — Tantôt la complication évolue, suit sa marche, et on peut l'étudier. La pleurésie rhumatismale présente un grand épanchement, souvent double, et qui pourtant disparaît rapidement, huit à dix jours.

Un point aussi très-important de ces complications c'est leur mobilité, mobilité qui se manifeste de diverses façons. Ainsi, prenons la pleurésie par exemple. Nous voyons l'épanchement considérable qui l'accompagne, passer d'un côté de la poitrine à l'autre; pendant le cours de la maladie augmenter, et diminuer, successivement plusieurs fois.

Tous ces caractères, en particulier cette mobilité,

le peu de durée de ces complications, la soudaineté de leur apparition, etc., sont particuliers à toutes les manifestations rhumatismales. Nous attachons donc directement les complications que nous étudions à la diathèse rhumatismale.

CONGESTION PULMONAIRE

HISTORIQUE. — DIVISION

Si l'on cherche dans les auteurs anciens des documents concernant la congestion pulmonaire rhumatismale, on constate qu'ils font défaut, et que, même jusqu'à une époque plus rapprochée de nous, on ne trouve rien de positif à cet égard. Nous y trouvons bien la relation des cas paraissant se rattacher à la congestion pulmonaire; toutefois nous n'y trouvons point la preuve anatomique. Storck (*Anni med. secund.*) a observé, en 1759, des malades affectés e rhumatisme articulaire aigu : chez quelques-uns de ces malades, il remarqua que les accidents articulaires cessaient tout d'un coup, en même temps qu'il se manifestait certains symptômes du côté de la poitrine, tels que dyspnée, oppression, toux; mais aussitôt que les douleurs revenaient dans les articulations, ces symptômes du côté de la poitrine s'évanouissaient. Dans une autre observation, ce même auteur parle d'un individu qui, dans le cours d'un rhumatisme articulaire aigu, fut pris de dyspnée, de toux convulsive, et chez lequel on trouva après la mort, une lésion pulmonaire qu'il décrit ainsi : « In medio pulmonis dextri detegebatur saccus, qui quinque libras seri flavi subacris recludit. »

Après Storck, Boerhaave, et surtout son illustre commentateur, Van Swieten, ont vu et signalé les complications pulmonaires rhumatismales.

Vient ensuite Stoll qui, dans sa *Méd. pratique*, parle de ces faits : « L'humeur rhumatismale, dit-il, abandonnait les membres subitement, et, au moment où l'on s'y attendait le moins, elle se portait sur la poitrine, où elle occasionnait la dyspnée, l'orthopnée, et des crachats quelquefois sanguinolents. »

Barthez (*Traité des maladies goutteuses*) parle aussi des cas où « la diffusion de l'humeur rhumatismale ne produit point d'état inflammatoire plus ou moins étendu, mais d'autres symptômes plus redoutables, comme une affection soporeuse, la difficulté de respirer, ou l'intermittence du pouls. »

Les auteurs du commencement de ce siècle n'ont pas indiqué spécialement la congestion pulmonaire que nous étudions. Ce n'est que dans ces derniers temps que l'attention a été éveillée sur cette question. Nous indiquerons les auteurs que nous avons particulièrement consulté sur cette question. M. de Castelnau (*Arch. de Méd.*, 1843) ; Aran (*Gaz. des hôp.*, 1860) ; M. Monneret (*Path. générale*, t. II) ; la thèse si complète de M. Hondé (*Thèse de Paris*, 1861) laquelle nous avons fait de nombreux emprunts. Nous indiquerons encore la *Thèse d'agrégation* de M. Ball, l'article de M. Besnier dans le *Dictionnaire encyclopédique des sciences médicales*.

Nous admettons avec M. Besnier deux espèces de congestion pulmonaire rhumatismale : Une première forme ou congestion *aiguë* ou *suraiguë* et *généralisée*, c'est celle que nous étudions ici; et une deuxième forme, ou congestion *partielle*. C'est à cette dernière forme qu'on doit rattacher la plupart des faits décrits sous le nom de « pneumonie ou de broncho-pneumonies rhumatismales. » Cette forme peut être le premier degré d'une pneumonie vraie, mais en général elle s'arrête avant terme, avorte ordinairement; ou bien parce que la mort arrive avant son complet développement; ou bien parce que l'influence du rhumatisme se fait sentir avec plus de force sur un autre organe. Pour nous conformer à l'habitude des auteurs qui ont écrit sur ce sujet, nous la décrivons à l'article *Pneumonie*, tout en faisant des réserves expresses sur ce nom de *pneumonie* et en nous attachant à démontrer combien il est peu mérité.

ANATOMIE PATHOLOGIQUE

Les lésions de la congestion pulmonaire rhumatismale occupent principalement les parties postérieures et inférieures de poumon ; elles s'étendent aux deux poumons.

Ces lésions ne sont pas en rapport avec l'intensité

des phénomènes physiques. Aran (*Loc. cit.*) explique ce fait par la disparition en partie de cette altération après la mort.

Les lésions observées peuvent présenter deux formes : la *splénisation* et l'*engouement*. Nous décrivons la première à l'article *Pneumonie*.

Quant à l'*engouement*, il est caractérisé par la coloration foncée du poumon, qui crépite encore, et dont la densité est augmentée. Ce poumon ne va pas au fond de l'eau ; il est moins souple, plus résistant. Si on l'incise, il s'écoule de l'incision une sérosité rougeâtre non spumeuse.

SYMPTOMES

Avant de tracer leur description, nous résumerons une observation de M. Aran (*Loc. cit.*). Elle montre d'une façon saisissante les particularités relatives à ces symptômes.

Femme âgée de 31 ans, blanchisseuse, d'une constitution asse chétive, sans antécédants-diathésiques dans sa famille. Malgré saz profession et une habitation humide, elle n'a jamais eu de rhumatisme ; elle entre à l'hôpital le 13 juin pour des douleurs articulaires.

Le 14, décubitus dorsal, pouls à 72, régulier, peu développé ; bruit de souffle doux, au premier temps, surtout à la base du cœur, et se propageant dans les vaisseaux du cou.

Du côté des membres supérieurs les articulations mésacarpo-phalangiennes et phalango-phalangiennes sont seulement prises ; quant aux membres inférieurs le genou gauche est seul atteint. On donne 1 gramme de sulfate de quinine.

Le 15, les douleurs se font sentir dans les deux poignets. Le bruit de souffle est un peu plus fort. — Sulfate de quinine, 1 gr. 50.

Le 16, amélioration notable; les douleurs existent seulement au poignet droit et au genou gauche. — Même traitement.

Le 20, la malade se trouve de mieux en mieux. — On supprime le sulfate de quinine, qui détermine des bourdonnements d'oreille.

Le 21, peu de douleurs et pas de fièvre.

Le 22, sans cause appréciable, la fièvre a reparu, ainsi que les douleurs dans les deux poignets et le genou gauche. M. Isambert, chef de clinique, prescrit une potion avec 15 gouttes de teinture de digitale et autant de teinture de colchique.

Le 23, la fièvre était moindre et les douleurs avaient diminué, lorsqu'à onze heures du soir, elle se plaint d'une grande gêne de la respiration. L'interne de garde constate une dyspnée extrême, avec cyanose et injection considérable de la face, coloration bleuâtre des lèvres et refroidissement des extrémités. Les battements du cœur sont tumultueux et irréguliers. Le pouls est à 110 et facilement dépressible : le bruit de souffle s'entend encore assez distinctement, 45 pulsations par minute.

Pas d'expectoration; rien à l'auscultation ni à la percussion de la poitrine Cependant l'angoisse est inexprimable; la malade ne peut respirer suffisamment; elle se sent étouffer; l'intelligence est conservée, la parole est faible et brève; des soubresauts dans les tendons des muscles de l'avant-bras.

L'interne de droite croit à une congestion pulmonaire, et prescrit des ventouses sèches à la région précordiale, et des sinapismes sur les membres.

Une heure et demie après le début des accidents la malade était morte.

Autopsie (résumée). Quelques adhérences anciennes au sommet du poumon droit; le gauche complétement libre; quelques cuillerées de sérosités dans les plèvres. Les deux poumons sont parfaitement perméables et crépitants, et ne présentent qu'une congestion modérée dans les parties déclives. Les muqueuses des bronches et de la trachée sont sans altération.

Pas d'épanchement dans le péricarde. Les orifiçes oriculo-venticulaires, ainsi que les valvules, sont sains.

Pas de sang coagulé dans l'artère pulmonaire, ni d'altération de ses parois.

Les articulations du poignet et des doigts ne présentent ni gonflement, ni épanchement, ni rougeur. L'articulation du genou gauche est au contraire distendue par une sérosité louche, semi-puruleuse, dans laquelle nagent des grumeaux et des débris pseudo-membraneux.

Un des caractères de cette congestion est la soudaineté, la brutalité de son apparition. Le malade va mieux, la fièvre est moindre, les douleurs ont presque disparu, en un mot, le rhumatisme semble devoir suivre une marche naturelle; lorsque tout à coup le malade accuse un peu de chaleur, d'embarras dans les deux côtés de la poitrine; la respiration devient très-difficile, il semble au malade que l'air va lui manquer. Cette dyspnée débute dans la première partie de la nuit (Houdé). Loin de se calmer, ces symptômes s'accroissent; le malade ne peut se tenir couché, la dyspnée devient de plus en plus intense, elle arrive rapidement à l'orthopnée.

Les inspirations sont très-accélerées, la face est rouge, vultueuse, les lèvres sont cyanosées; les battements du cœur deviennent tumultueux, ir réguliers; le pouls augmente de fréquence et est dépressible, les extrémités se refroidissent. L'intelligence est intacte. Rarement on constate une douleur vive dans la poitrine, c'est un signe négatif de grande importance.

On observe une petite toux, qui, dans le plus grand nombre des cas, ne s'accompagne pas d'expectoration, comme dans l'observation que nous venons de citer : quelquefois pourtant, on observe une expectoration peu abondante, visqueuse et striée de sang. Quand la congestion est très-violente, il peut même survenir une hémoptysie. Dans quelques cas rares et rapidement mortels, envahissement des bronches par une sérosité spumeuse abondante, qui afflue par la bouche et le nez, comme on le voit dans l'observation de M. Charcot, publiée dans la thèse de M. Ball.

Les *signes physiques* donnés par l'examen de la poitrine peuvent manquer, comme dans l'observation d'Aran. Quand ils existent, ils sont peu marqués et peu en rapport avec l'intensité des symptômes accusés par le malade. On comprend donc leur peu de valeur, surtout quand les troubles des organes respiratoires sont tellement marqués et violents qu'ils ne peuvent laisser place au doute.

Ces signes physiques sont les suivants : par la *percussion*, on constate une diminution de la sonorité normale de la poitrine avec perte de l'élasticité. L'*auscultation* donne des résultats peu en rapport avec l'intensité des phénomènes. Il peut y avoir des râles sibilants fins disséminés dans la poitrine ; quelquefois ils sont seuls, d'autres fois ils sont accompagnés de râles sous-crépitants. Le murmure vésiculaire est plus faible, et il est remplacé par de la respiration bronchique ; la résonnance de la toux et de la voix est augmentée.

Il était intéressant de savoir ce que deviennent les douleurs articulaires pendant l'apparition de ces symptômes. Dans les observations que nous avons sous les yeux (Aran, Houdé, Ball) on ne trouve rien. Il est à supposer cependant, que si elles ne cessent pas, elles doivent au moins diminuer d'intensité.

MARCHE. — TERMINAISON.

Le caractère le plus frappant de cette sorte de congestion est une rapidité extrême dans son évolution. Si la terminaison doit être fatale, on voit le malade succomber en quelques heures. (Aran, Houdé.)

M. Ball cite dans sa thèse un cas à lui communiqué par M. Charcot, et dans lequel on voit le malade succomber au bout de cinq minutes ! Alors la situation du malade s'aggrave sans cesse ; la dyspnée devient extrême, le pouls filiforme, les extrémités se refroidissent ; le malade tombe dans un coma profond, interrompu seulement par quelques soubresauts des tendons. Enfin à cette mort apparente succède la mort réelle.

Au contraire, la terminaison doit-elle être favorable, on voit alors les symptômes s'amender rapidement, l'orthopnée diminuer, les battements du cœur se régulariser et diminuer de fréquence, l'anxiété se calmer ; et le malade se trouve, pour le moment, hors de danger.

Mais il faut prendre garde et être prévenu de ce fait que la congestion pulmonaire rhumatismale est très-sujette à récidiver, et qu'une première attaque prédispose à une nouvelle, comme le prouve le cas de Storck dans son épidémie de 1759, et le malade de M. Moissenet, qui fut frappé trois fois à quelques jours d'intervalle.

DIAGNOSTIC.

Le diagnostic de cette affection est facile. Il faut penser à une congestion, toutes les fois que chez un rhumatisant on voit survenir une dyspnée suffoquante.

Il peut arriver pourtant qu'on puisse la confondre avec d'autres affections s'accompagnant de dyspnée, d'oppression violente.

1° Une affection du cœur pourrait prêter à l'erreur. S'agit-il d'une *péricardite ?* Mais l'invasion de celle-ci est moins soudaine ; l'angoisse et l'oppression précordiales sont plus intenses. On constate, en outre, les signes donnés par la péricardite. Une *endorcardite* peut s'accompagner de suffocation et hémoptypsie ; mais le début des accidents n'est jamais aussi brusque, et l'on aura pu presque toujours observer, à une époque antérieure, les signes d'une affection aiguë ou chronique du cœur.

2° On pourrait croire à une attaque *d'asthme*, alors qu'on aura affaire à une congestion pulmonaire. Mais alors il existe un sentiment de constriction ressenti par le malade. En outre, dans l'asthme, la difficulté de la respiration est surtout marquée à l'expiration.

3° On pourrait songer à un *rhumatisme des pa-*

rois thoraciques, pouvant se montrer tout d'un coup et s'accompagnant d'oppression et de dyspnée. Mais les douleurs thoraciques violentes ressenties par le malade éclaireront le diagnostic.

4° Enfin le diagnostic entre une *embolie pulmonaire* et la congestion pulmonaire est excessivement difficile. D'abord le rhumatisme est une affection qui prédispose aux concrétions fibrineuses; ensuite les symptômes sont les mêmes dans les deux cas; dyspnée violente et subite, oppression, battements du cœur violents et tumultueux. Pourtant, dans l'embolie, il n'y a pas d'obstacle à la pénétration de l'air dans les poumons : malgré la dyspnée violente qui existe le malade respire librement et pourtant il étouffe. Le doute n'aura pas de conséquence, le traitement étant le même dans les deux affections.

PRONOSTIC.

Le pronostic de cette affection est en général grave. Le malade court le plus grand danger et meurt parfois subitement.

ETIOLOGIE.

La *cause déterminante* de cette congestion est le rhumatisme lui-même. Elle est liée intimement à la diathèse rhumatismale, et n'en est pas un épiphénomène, comme l'ont prétendu certains auteurs. Dans l'étude que nous avons faite de la nature des complications que nous décrivons, nous avons exposé les raisons sur lesquelles nous nous appuyons, nous n'y reviendrons pas.

Mais à côté du rhumatisme en lui-même, pouvons-nous admettre que des *causes occasionnelles* puissent mettre en jeu cette détermination? Il y a des cas dans lesquels les malades ont été soumis à l'action du froid, celui-ci peut alors déterminer la mise en jeu de la prédisposition. On comprend que ce refroidissement, suffisant à lui-même à déterminer une certaine congestion des voies respiratoires, puisse provoquer une congestion pulmonaire rapide, quand il se joint au rhumatisme, qui est une maladie de nature fluxionnante.

Mais on ne peut pas toujours invoquer cette influence du refroidissement : on voit en effet des cas dans lesquels cette congestion ne peut être rattachée ni à son action ni à celle d'aucune autre cause saisissable. Il faut bien dans ces cas admettre l'influence de la diathèse rhumatismale.

Y a-t-il un rapport entre l'intensité du rhumatisme et celle de la congestion pulmonaire ? Nous croyons, avec M. Houdé que non. On pourrait même dire que cette congestion est en raison inverse de l'intensité de la maladie; et que des rhumatismes légers, qui paraissent évoluer sans accidents et régulièrement, donnent plutôt lieu à ces accidents. C'est ce qui nous a paru ressortir du fait d'Aran et d'un autre cité par M. Houdé dans sa thèse.

TRAITEMENT.

Lorsqu'on se trouve en face de pareils accidents, il faut de toute nécessité avoir recours à une médication énergique. Il faut employer les émissions sanguines générales ou locales, surtout ces dernières.

Dans la majorité des cas, les ventouses scarifiées donneront des bon résultats : il faut les employer en grand nombre, quinze, vingt ; en même temps on fait appliquer des ventouses sèches sur les jambes et sur les cuisses. On mettra des sinapismes sur les articulations, avec lesquelles on les laissera longtemps en contact, quinze ou vingt minutes. On fera en outre des frictions irritantes.

Mais si tous ces moyens ne réussissent pas, il reste un dernier moyen, moyen quelquefois héroïque, le *marteau de Mayor*. Il faut en faire quatre, huit, dix applications, plus s'il le faut, au creux épigastrique, aux insertions costales du diaphragme, le long de la colonne vertébrale.

PNEUMONIE

HISTORIQUE-FRÉQUENCE.

Les auteurs anciens ont certainement observé des cas d'affections pulmonaires survenant dans le cours du rhumatisme articulaire aigu. Ils nous ont laissé des observations nombreuses, dans lesquelles nous constatons de l'oppression, de la dyspnée et une expectoration sanglante se manifestant au cours d'un accès. (Musgrave. *De arthirtide anomalâ sive interna.* Storck. *Anni med. secundi.* Stoll. *Ratio medendi*).

Mais comment accorder une grande valeur à ces observations, alors que l'auscultation n'avait pas mis à la disposition du médecin le moyen d'arriver à un diagnostic exact des affections pulmonaires, et alors que les autres moyens d'induction devaient nécessairement donner lieu à un résultat insuffisant et incomplet.

Les symptômes qu'ils observaient pouvaient tout aussi bien être le résultat d'une congestion pulmonaire, d'une pleurésie, d'une pneumonie, ou bien, ce qui est très-probable, d'une affection du cœur.

Ainsi Stoll (*Médecine pratique*) dissertant sur les métastases rhumatismales, cite le fait suivant :

« Une jeune fille ressentit tout à coup un froid extrême, *le rhumatisme s'étant porté aux poumons.* Elle ne pouvait respirer que dans une position droite ; une sueur froide se ramassait en gouttes ; on ne sentait pas le pouls au poignet ; le cœur battait d'une manière très-irrégulière et avec beaucoup de fréquence. »

Voilà un cas fait certainement pour attirer l'attention du côté du cœur, et pourtant, Stoll le regarde uniquement comme un exemple du *transport du rhumatisme au poumon.*

Il faut arriver à une époque relativement récente pour trouver quelques détails importants sur la symptomatologie et l'anatomie pathologique de la pneumonie rhumatismale.

On a surtout discuté sur le degré de fréquence de cette complication.

Les uns la croient très-fréquente, la mettant au même rang que les complications cardiaques et en avant des autres complications pleuro-pulmonaires. A ce propos nous citerons l'opinion de Barthez (*Maladies goutteuses*, p. 128), qui déclare la pneumonie la complication viscérale la plus fréquente du rhumatisme articulaire aigu.

D'autres auteurs affirment, au contraire, que cette complication est très-peu fréquente et peu commune. Ainsi Grisolle (*Traité de la pneumonie*) dit que la pneumonie ne doit pas être regardée comme une manifestation fréquente du rhumatisme, du moins dans ce climat. Dans d'autres pays, elle est regardée, au contraire, comme la complication pleuro-pulmonaire la plus fréquente. Fuller (*On Rheumatism*, p. 314) a trouvé sur 345 cas de rhumatisme 41 cas d'affection pulmonaire, distribués de la façon suivante : 19 pneumonies ou broncho-pneumonies et 9 pleuro-pneumonies : 4 pleurésies, 19 bronchites.

Latham (*Clinical medicine*), t. I, p. 159) a trouvé sur 136 cas de rhumatisme, 21 cas d'affections pulmonaires, dont 18 pneumonies, 4 bronchites, 2 pleurésies. Taylord et Ormerod sont arrivés à des résultats semblables.

M. Benjamin Ball (*Thèse d'agrégation*, 1866) fai suivre ces statistiques des réflexions suivantes :

« Sans vouloir exagérer la portée de ces travaux, nous devons reconnaître qu'ils tendent[1] à établir, contrairement aux idées régnantes, que les affections pulmonaires, sous le rapport de leur fréquence, viennent se placer à côté des maladies du cœur; et que, de toutes les inflammations, les pneumonies sont celles qu'on observe le plus souvent, les bronchites et les pleurésies ne venant qu'en deuxième et troisième ligne. »

D'un autre côté, M. Besnier tire de ses observations et de ses recherches les conclusions suivantes : « Aucune des localisations viscérales du rhumatisme articulaire aigu ne peut être comparée, comme fréquence, aux manifestations cardiaques; et si on observe assez fréquemment des broncho-pneumonies et des broncho-pleurésies, la pneumonie hépatisée n'est certainement pas ordinaire. Il est vrai qu'il existe des observations cliniques ou nécroscopiques qui établissent la réalité de cette phlegmasie dans un certain nombre des cas; mais elles montrent aussi que ces « pneumonies », dont les symptômes et l'évolution sont si mobiles, ne sont autre chose que la manifestation des formes aiguës et intense de la congestion et de l'œdème pulmonaires, et dont les manifestations anatomiques correspondent aux splénisations et collapsus du poumon. »

Nous partageons entièrement cette manière de voir. La pneumonie qui complique le rhumatisme articulaire aigu n'est pas, dans l'immense majorité des cas, une vraie pneumonie; c'est plutôt une pseudo-pneumonie.

En effet, les symptômes de la pneumonie rhumatismale et ses signes physiques, consistant en des râles crépitants ou sous-crépitants, mêlés d'un souffle tubaire peu intense, sont beaucoup moins marqués que dans la pneumonie franche, et disparaissent rapidement sans laisser aucune trace de leur passage.

Est-ce là ce qu'on observe dans une pneumonie franche ? Cette rapide disparition des symptômes est tout à fait l'opposé de la marche de la pneumonie vraie; et, en outre, ces symptômes sont beaucoup moins intenses. Si à ces considérations nous ajoutons les résultats donnés par les autopsies, dans la plupart desquelles on a constaté la splénisation ou le collapsus du poumon, nous devrons conclure que la pneumonie vraie compliquant le rhumatisme articulaire est rare; et que cette forme de pneumonie correspond plutôt à la congestion ou à l'œdème pulmonaires.

L'observation suivante de M. Charcot, rapportée sous le titre de « pneumonie » dans la thèse de M. Ball, nous paraît devoir trouver ici sa place. Elle vient tout à fait à l'appui de notre façon de voir. Nous en donnerons un résumé.

Une jeune fille, âgée de seize ans et atteinte d'un rhumatisme articulaire aigu, entre à la Pitié, dans le service de M. Charcot. Au bout de dix jours elle présente les signes d'une péricardite. Trois jours après on constate l'apparition, au lobe inférieur du poumon gauche, des râles crépitants fins, et du souffle tubaire. Le matin du troisième jour (de la pneumonie) apparurent des « signes de résolution. » Mais le soir on vit éclater un délire des plus violents, et la malade succomba la nuit. A l'autopsie, le lobe inférieur du poumon gauche était un peu « engoué, rougeâtre, mais sans hépatisation. » Il n'existait « aucune trace de pleurésie. »

Comment expliquer la disparition de toute trace de pneumonie, alors que l'autopsie a suivi de si près la constatation des symptômes ? Car enfin toutes les fois qu'il s'agit d'une vraie pneunomie, d'un vrai exudat phlegmasique, et que la mort survient à bref délai, on trouve toujours les traces palpables de l'affection. Ajoutons à cela l'absence de toute trace d'inflammation de la plèvre, et l'on aura réuni toutes les preuves en faveur de notre manière de voir.

Cette question de la fréquence de la pneumonie, comme complication du rhumatisme articulaire, établie, nous passerons à l'étude de son anatomie pathologique, de sa symptomatologie, de son diagnostic et de son pronostic.

ANATOMIE PATHOLOGIQUE.

L'étude de l'anatomie pathologique de cette pneumonie est encore incomplète. Cependant on a noté, dans la plupart des cas publiés, que les lésions étaient celles de la *splénisation* ou du *collapsus pulmonaires*. (Ormerod. *British Medical Journal.* Un cas de M. Bourdon, publié dans la *Gaz. des Hôpit.*, 1860.

Le cas déjà cité de M. Ball.) Dans des autopsies rapportées par Fuller, on trouve, néanmoins, l'hépatisation rouge ou grise nettement indiquée.

Nous croyons devoir faire une étude concise de ces altérations. Tout ce qui touche à ce sujet, nous l'avons résumé des nombreux détails donnés par M. le professeur Vulpian. (*Des pneumonies secondaires. Thèse d'agrégation*, 1860.)

Les lésions de la splénisation présentent, d'après M. Louis (*Recherches anat. path. et thérap. sur la fièvre typhoïde*), les caractères suivants : « La partie splénisée a perdu la souplesse qui appartient au tissu pulmonaire, est lourde et gagne ordinairement le fond de l'eau. Elle est entièrement privée d'air, et si l'on y pratique des incisions, le tissu divisé se couvre d'un liquide rouge, épais, sans la moindre bulle d'air... On n'y découvre point l'aspect grenu qui caractérise le deuxième degré de l'inflammation du poumon. Le parenchyme, dans la plupart des cas, est plus résistant qu'à l'état normal, et l'on n'y enfonce les doigts qu'avec beaucoup de difficultés. »

M. Bazin (*Recherches sur les lésions du poumon considérées dans les affections morbides dites fièvres essentielles*. Paris, 1834) donne comme caractères principaux de la splénisation : une rougeur encore plus intense que celle de l'hépatisation rouge; la surface des incisions ne présente jamais de granulations, mais des zones de différentes nuances; à aucune époque on n'observe le passage à l'hépatisation grise; par le grattage on obtient du sang, et non une bouillie grisâtre; enfin la plèvre n'est point, le plus souvent, le siége d'inflammation. Le poumon splénisé se laisse pénétrer et distendre par l'insufflation.

Dans la splénisation et le collapsus pulmonaire, on ne fait sortir qu'une sérosité sanguinolente demi-transparente, contenant des globules de sang, de l'épithélium et parfois un peu de pus. On constate aussi des traces d'inflammation des petites branches.

Voilà les lésions de la splénisation, lésions observées dans la majorité des cas publiés sous le nom de pneumonie rhumatismale. Nous le demandons, sont-ce bien là les lésions d'une pneumonie? M. Bazin et le docteur Foureau de Beauregard (*De la pneumonie comme complication dans les maladies aiguës et chroniques*. Paris, 1851) concluent à la négative; le premier, refusant tout caractère phlegmasique à ces lésions; le second, protestant contre le nom de pneumonie donné aux affections pulmonaires secondaires des fièvres et de presque toutes les maladies.

Pourtant il faut établir qu'il y a des cas dans lesquels les lésions de l'hépatisation ont été véritablement observées (Fuller, *loc. cit.*, p. 203 et *suivantes*). Mais, tout en accordant cela, il faut néanmoins poser la question en ces termes : « Les lésions de ces pneumonies étant en général celles de la splénisation, peut-on considérer cette forme de complication du rhumatisme articulaire aigu, comme une véritable pneumonie? »

Nous croyons avoir démontré, d'après l'anatomie pathologique, les différences qui les séparent; nous verrons dans la symptomatologie cette différence se prononcer encore. Nous rejetons donc l'opinion qui prétend que la pneumonie est la complication la plus fréquente du rhumatisme articulaire aigu; et nous admettons que, la plupart du temps, on n'a affaire qu'à une des deux formes de la congestion pulmonaire.

SYMPTÔMES.

Les symptômes de cette pneumonie présentent deux caractères particuliers : en premier lieu, une grande mobilité dans leur manifestation ; en second lieu, une alternance remarquable avec les manifestations articulaires. Le premier caractère, la mobilité des symptômes, se manifeste de diverses façons ; ainsi, on constate que les phénomènes stéthoscopiques apparaissent ou disparaissent d'un jour à l'autre ; et, en outre, on peut voir qu'ils disparaissent rapidement sans laisser aucune trace de leur existence. Quant à ce qui se rapporte à l'alternance de cette pneumonie avec les accidents articulaires, on a constaté ceci : Un individu atteint de rhumatisme articulaire aigu présente les symptômes d'une pneumonie compliquant, au bout de quelques jours, son affection ; on voit alors les accidents articulaires s'effacer ou bien diminuer ; par contre, que les accidents thoraciques viennent à s'amender, on verra alors les manifestations articulaires reprendre leur intensité.

Une observation communiquée par M. Besnier à M. Fernet (*Du rhum. art. aigu et de ses diverses manifestations*, Paris 1865) est un exemple très-frappant de cette alternance.

La pneumonie rhumatismale est toujours considérable, au point qu'elle peut occuper tout un poumon, et passer du poumon affecté au poumon sain.

Elle donne encore par là une nouvelle preuve de sa mobilité. Cette pneumonie est souvent double.

Ces deux caractères de la pneumonie rhumatismale établis, nous ferons l'exposé de ces symptômes qui diffèrent sur plus d'un point de ceux de la pneumonie franche.

Et d'abord, la maladie débute sans prodromes, brusquement, avec des douleurs dans la poitrine. La dyspnée est considérable : la toux quinteuse, pénible, s'accompagne de crachats visqueux, plus ou moins teints en jaune ; mais en général ils sont peu ou point colorés.

Les signes physiques sont les suivants : par la percussion, on constate une matité peu considérable. A l'auscultation, on entend des râles crépitants ou sous-crépitants, mêlés d'un souffle bronchique qui est en général faible et peu intense. La bronchophonie est moindre que celle qu'on observe dans la pneumonie vraie.

Tous ces signes sont beaucoup moins tranchés

que dans la pneumonie franche, et, en outre, ils disparaissent rapidement.

La marche de cette pneumonie est très-rapide; en quelques jours la maladie est terminée d'une façon ou d'une autre. Elle peut se compliquer d'accidents cérébraux, comme on le voit dans le cas publié dans la thèse de M. Ball et dans deux de Fuller.

Dans ces trois cas, on a observé un délire violent, et la terminaison a été fatale. Il n'en est pas de même dans un cas cité par M. Constant Picot (*Du rhum. art. aigu et de ses diverses manifestations chez l'enfant*, Paris, 1872) et communiqué par M. le docteur Revilliod, médecin en chef de l'hôpital de Genève.

DIAGNOSTIC.

Le diagnostic de cette complication n'est pas très-aisé. C'est en se basant sur la mobilité de ses phénomènes physiques, sur l'absence d'un symptôme, tel que l'expectoration caractéristique, qu'on peut arriver à ce diagnostic. Souvent on ne trouve aucun des signes, qui, dans les circonstances ordinaires, mettent sur la voie du diagnostic, et engagent le médecin à pratiquer l'examen des organes thoraciques. Cette pneumonie est souvent latente; elle se développe et s'aggrave d'une façon sourde et insidieuse; et comme dans ce cas on ne constate aucun signe alarmant, elle peut facilement échapper à l'attention du médecin. Aussi nous insistons sur ce précepte éminemment pratique donné par Chomel, de procéder de temps en temps à l'examen de la poitrine par la percussion et l'auscultation, aussi souvent qu'on le fait pour le cœur. L'apparition toutefois, d'une dyspnée considérable et d'une toux récente, sont déjà des indices pouvant mettre sur la voie du diagnostic.

PRONOSTIC.

Le pronostic de cette complication est grave. On doit, en effet, considérer qu'elle est souvent double, fréquemment associée à une affection du cœur, affection déjà grave par elle-même ; et qu'en outre, elle peut se compliquer d'accidents cérébraux ; comme dans les cas déjà cités (M. Bal, Fuller) ; un autre de M. Charcot, rapporté dans la thèse de M. Vulpian.

PHTHISIE PULMONAIRE.

Existe-t-il une phthisie pulmonaire rhumatismale ? Ou bien, en réduisant ce sujet aux limites que nous nous sommes assigné, la phthisie pulmonaire peut-elle compliquer le rhumatisme articulaire aigu ? Nous serons bref sur ce sujet, la question n'étant pas très-étudiée, et nos connaissances à cet égard étant bien minimes.

Nous dirons quelques mots sur le cas particulier,

que nous avons emprunté à la thèse de M. Ball.

Morton (*Phtihsiologia,* cap. VI), Musgrave, Barthez, ont admis une phthisie arthritique ou calculeuse. Taylor (*Recherches sur la phthisie pulmonaire*) admet aussi cette phthisie, tout en la considérant comme rès-exceptionnelle. Franc (*Path. int.*) l'attribue au dépôt d'une *matière tophacée* dans les poumons.

Il ne faut pas attacher de l'importance à l'opinion de ces auteurs, la plupart des faits publiés par eux se rattachant à la goutte plutôt qu'au rhumatisme ; et surtout en songeant que depuis Laennec nos idées sur la phthisie ont été si modifiées, qu'on ne doit accepter ces faits que sous bénéfice d'inventaire. — « Qu'un rhumatisant devienne phthisique, qu'un phthisique devienne rhumatisant, ce sont là des coïncidences qui ne permettent pas d'établir une corrélation entre les deux affections. » (Ball.)

Une idée diamétralement opposée a été soutenue. On a dit qu'il était exceptionnel de voir survenir la phthisie dans le cours d'un rhumatisme. Ainsi Wunderlich n'a trouvé sur 108 malades atteints de rhumatisme articulaire aigu, qu'un seul cas de tuberculisation. Cette statistique est évidemment exagérée. Daufoy a observé deux cas de rhumatisme articulaire aigu compliqué de phthisie.

M. Ball résume son opinion dans ces termes : jusqu'à nouvel ordre, on ne doit admettre ni la corrélation ni l'antagonisme de ces deux maladies.

Pourtant, qu'il nous soit permis de parler du malade qui fait le sujet de notre observation n° 2.

Cette observation nous semble intéressante, dans ce sens qu'on peut voir une tuberculose pulmonaire s'éveiller à la suite d'un rhumatisme articulaire aigu compliqué de lésions pleuro-pulmonaires. Il est à remarquer que les antécédents du malade ne pouvaient pas faire penser à l'existence antérieure d'une tuberculose en voie d'évolution.

Dans l'observation n° 3, on voit encore un cas de rhumatisme subaigu s'accompagnant d'une pensée de bronchite généralisée et de congestion pulmonaire qui a persisté assez longtemps. Ce malade a eu des crachats muco-purulents : son poumon gauche a été douteux, puisqu'on pouvait constater chez lui le commencement d'une induration. La tuberculose pulmonaire préexistait-elle chez ce malade ? Nous n'en savons rien, à cause de l'absence de renseignements précis à cet égard, mais il y a tout lieu de le supposer.

PLEURÉSIE

HISTORIQUE

Nous avons déjà dit à l'article. *Pneumonie* qu'il ne fallait pas accorder une grande importance aux observations des anciens auteurs sur les affections pleuro-pulmonaires, puisqu'ils étaient privés d'un moyen qui leur permît d'arriver à un diagnostic exact de ces affections, c'est-à-dire l'auscultation. Pourtant, Stoll, dans sa *Médecine pratique*, décrit la pleurésie rhumatismale et s'attache à démontrer les différences entre la pleurésie rhumatismale et la pleurésie inflammatoire. Boerhaave et Vigla ont écrit dans le même sens.

Mais si l'on peut faire ce reproche à ces auteurs, il n'en est plus de même pour les auteurs modernes. Nous ne citerons que quelques noms, les auteurs qui ont écrit sur ce sujet étant nombreux. Bouillaud nous montre dans ses observations plusieurs exemples de pleurésie coïncidant avec des affections cardiaques, et dérivant toutes deux du rhumatisme. Trousseau s'exprime dans ces termes : « Nous voyons, en effet, l'affection rhumatismale se porter très-fréquemment des articulations au péricarde, *fréquemment aussi* à la plèvre, assez rarement au péritoine. »

M. Lassègue, dans sa clinique de la Pitié, parle souvent à ses élèves de cette affection. M. Moutard-Martin, M. G. Sée en parlent aussi souvent. Aujourd'hui la pleurésie rhumatismale est tout à fait connue, et ses caractères distinctifs ont été bien étudiés.

Nous indiquerons en outre, des écrits déjà cités, les études principales sur cette affection que nous avons consultées. M. Bucquoy (*Gaz. hebdom.* 1874, p. 229) ; une observation de M. Chouppe (*Ib.*, p. 245); un fait de M. Blachez (*Ib.*, p. 505). Deux observations de pleurésie rhumatismale dans les *Archives générales de médecine et chirurgie* 1873 et 1876. En outre, la thèse de M. Ball, celle de M. Fernet, et enfin celle de M. Martin, 1875.

Quant à la fréquence de la pleurésie dans le rhumatisme articulaire aigu, il faut dire qu'une statistique serait difficile à dresser. Nous avons déjà vu à l'article *Pneumonie* le résultat des statistiques faites en Angleterre, et nous nous sommes attaché à démontrer le peu de foi qu'on devait leur accorder.

M. Besnier est disposé, avec un grand nombre d'auteurs, à regarder la pleurésie comme une complication plus fréquente que les complications pulmonaires. Si le contraire a été soutenu, ajoute-t-il, c'est parce que cette pleurésie est souvent latente, et qu'elle est difficilement aperçue au milieu du cortége général des accidents douloureux. On comprend que, dans ces conditions, il soit difficile de compter rigoureusement les faits.

Nous avons encore étudié la relation qui existe entre les complications pleuro-pulmonaires et les affections du cœur (voyez nature et caractères généraux). Nous y avons établi qu'il était rare de voir survenir une de ces complications sans que le cœur ne fût déjà atteint. Nous ajouterons que pour la pleurésie cette relation est incontestable, et qu'elle 'est plus encore chez l'enfant, ainsi que Henri Roger l'a démontré.

L'anatomie patholoqique de cette affection ne présente rien de particulier. On a bien rarement l'occasion de faire l'autopsie des sujets ayant présenté cette complication, et celles qu'on a faites n'ont rien révélé d'intéressant. Existe-t-il un caractère qui permette de distinguer cette pleurésie de celle qu'on a l'habitude de rattacher au froid? De nouvelles recherches sont nécessaires pour décider ce point.

SYMPTOMES

Il n'est pas aisé de préciser le moment de l'apparition de la pleurésie qui vient compliquer un rhumatisme articulaire aigu. Souvent cette affection est latente à son début, ou bien on ne l'a pas recherchée méthodiquement. On peut affirmer pourtant que c'est à la fin du premier septenaire, quand le rhumatisme sévit dans toute son intensité, que se place son maximum de fréquence. Mais on peut aussi la voir arriver dès les premiers jours du rhumatisme, ou plus tard, au décours de ces accidents: toutefois ces cas sont rares.

En général, les manifestations articulaires ne sont pas modifiées par l'apparition de la pleurésie; quelquefois, cependant, on pourrait observer une diminution dans les douleurs articulaires. On pourrait même, dans quelques cas, observer les phénomènes d'alternance, mais à un degré souvent très-peu accentué.

Cette pleurésie ne débute pas d'une manière bruyante, elle ne s'annonce pas par des symptômes violents qui forcent l'observateur à diriger son attention sur elle. C'est un caractère qui lui est propre que le peu d'intensité de ses symptômes fonctionnels, eu égard au grand développement de ses signes physiques. Bien rarement on observe le frisson qui manque si rarement dans la pleurésie *à frigore*. La douleur est en général peu vive, elle n'est pas localisée dans un point déterminé, mais disséminée dans le côté atteint; cependant cette douleur peut être très-violente. D'après M. le professeur Lassègue, la pleurésie rhumatismale est loin d'être aussi indolente et aussi latente qu'on l'a prétendu (*Arch. gén. de méd.* 1876, n° 28, p. 352). Il existe de la dyspnée, de l'oppression, en général peu marquées, mais qui peuvent être assez violentes. La toux manque le plus souvent, ainsi que l'expectoration.

L'épanchement s'annonce par les signes qui lui sont propres : matité, absence des vibrations thoraciques, souffle pleural, absence complète du bruit respiratoire. Cet épanchement devient rapidement considérable, et il faut remarquer que la dyspnée et l'oppression ne sont pas en rapport avec son abondance. Si l'épanchement se produit d'emblée, il y aurait alors une dyspnée considérable, pouvant arriver à l'orthopnée. Un caractère très-important, c'est sa mobilité. Il commence d'un côté, y persiste quelque temps, puis le côté opposé se prend à son tour. Cet épanchement est très-sujet à varier dans sa quantité, augmentant et diminuant plusieurs fois pendant la durée de la maladie. Cette mobilité est un caractère spécial à cette forme de pleurésie, ainsi que nous l'avons déjà vu.

La *durée* de cette pleurésie peut être comprise entre dix et douze jours en moyenne.

Terminaisons. — Il n'y a pas d'exemple du passage

de cette pleurésie à l'état chronique; la rapidité de sa marche en fait comprendre facilement la raison.

L'épanchement peut-il devenir purulent? On l'a dit, mais peut-être sans raison suffisante. On pourrait comprendre, à la rigueur, qu'une blennorrhagie, l'état puerpéral, puissent donner lieu à cette espèce d'épanchement (Martin).

Dans une observation de M. Chouppe (*Gaz. hebd.* 1874, p. 245), il est question d'une pleurésie survenue dans le cours d'un rhumatisme articulaire aigu, dont l'épanchement était devenu hémorrhagique.

DIAGNOSTIC

La constatation de cette forme de pleurésie au moyen des signes physiques peut présenter des difficultés : une difficulté matérielle dans l'examen du malade, qui s'explique par l'état d'abattement où il se trouve, et ensuite par l'impossibilité qu'on éprouve à faire mettre sur son séant un individu que le moindre mouvement fait souffrir énormément. En outre, nous avons déjà dit que ces signes physiques ont peu de persistance et, par conséquent, peuvent être difficilement appréciables. Nous insisterons, comme nous l'avons déjà fait à la *Pneumonie*, sur le précepte donné par Chomel, de procéder de temps en temps à l'examen de la poitrine chez un individu atteint de rhumatisme articulaire aigu.

PRONOSTIC

Le pronostic de cette affection est variable et dépend de l'intensité de la phlegmasie. La pleurésie qui survient au déclin de la maladie rhumatismale est extrêmement redoutable (Lasègue). Ce pronostic est encore grave quand l'épanchement se produit d'emblée. Il est grave encore dans les épanchements doubles compliquant une affection cardiaque chez les enfants, puisque nous voyons que M. Bouchut (*Union médicale* 1865) et M. Blache rapportent tous les deux des exemples de mort survenue à la suite d'endo-péricardites compliquées d'épanchements inflammatoires dans les deux plèvres chez des enfants rhumatissants.

ÉTIOLOGIE

Etant données les causes déterminantes qui sont celles du rhumatisme articulaire aigu, sous quelles influences peut-on observer cette pleurésie? Nous avons déjà vu le froid pouvoir occasionner une congestion pulmonaire, nous ajouterons qu'il pourrait tout aussi bien provoquer une pleurésie. D'après Vigla, l'âge aurait aussi une influence sur sa production. Cet auteur prétend que les affections rhumatismales choisissent de préférence le segment inférieur et les viscères abdominaux chez le vieillard; tandis que chez les jeunes sujets, elles occuperaient le segment supérieur du corps et les viscères encéphaliques et abdominaux. M. Roger déclare que cette pleurésie est plus fréquente chez l'enfant que chez l'adulte.

Obs. I.

(Communiquée par M. Letulle, interne des hôpitaux.)

Rhumatisme articulaire aigu. Endocardite ancienne. Pleurésie. Congestion pulmonaire.

La nommée Jeanne D..., âgée de 28 ans, journalière, entre le 21 mars 1878, à l'hôpital Saint-Antoine, salle Sainte-Jeanne, n° 3, service de M. Constantin Paul.

Elle a eu une première attaque de rhumatisme articulaire aigu à l'âge de 18 ans. Depuis lors elle a souffert des palpitations fréquentes; mais n'a jamais d'hémoptysie ni d'œdème aux membres.

Il y a quatre jours (le 17 mars) elle a été reprise des douleurs articulaires vives dans le poignet et les membres, avec des sueurs abondantes. — On constate, au niveau du deuxième espace intercostale gauche, un souffle systolique rude, à deux timbres, suivi d'un claquement sygmoïde éclatant. Le bruit se propage à cinq centimètres dans le deuxième espace gauche, et dans le troisième espace à trois centimètres du sternum et la pointe du cœur il existe un souffle organique ancien, septolique, rude, couvrant le premier bruit et le petit silence, plus intense que le souffle pulmonaire, et paraissant lié à une ancienne altération du cœur, peut-être accrue par l'attaque actuelle de rhumatisme articulaire aigu.

Les douleurs sont vives dans les articulations des membres. Le pouls est régulier, dépressible.

28 mars. — Les douleurs de ces articulations sont diminuées; le poignet droit est surtout douloureux. La dyspnée est notable. On entend *quelques frottements* à la base gauche. Vésicatoire.

29. — Même état. Les douleurs articulaires diminuent.

1er avril. — Le malade a été pris ce matin d'une *dyspnée extrême*. On trouve un souffle rude au sommet droit. A la base droite de la submatité, et des *frottements* aux deux bases. — Le pouls est petit, irrégulier, incomptable. — Ventouses scarifiées, eau-de-vie allemande, révulsifs sur les articulations douloureuses.

2. — La malade est calme. La dyspnée est bien moinsmarquée Le pouls demeure incomptable. Souffle rude au sommet droit en arrière, presque tubaire. Les sueurs sont abondantes. Les douleurs articulaires sont vives.

3. — La malade va mieux, la dyspnée a considérablement diminué. — Submatité à la base gauche, quelques frottements, faiblesse très-grande du murmure respiratoire. Au sommet droit le souffle persiste avec les mêmes caractères : exagération des vibrations thoraciques à ce niveau. — Le pouls est très-irrégulier et inégal ; on compte 130 pulsations à la minute.

4. — La malade va bien. Le pouls *est devenu régulier*. Le souffle du sommet droit persiste.

5. — Le pouls est ralenti, mou, régulier.

8. — Les douleurs articulaires ont disparu. La nuit la malade souffre de toutes les jointures. Sueurs profuses.

15. — Quelques douleurs dans les épaules et dans la tête. La malade ne tousse pas. Cette nuit, subitement, *la malade a été reprise d'une dypsnée extrême* avec point de côté gauche. Le pouls, à 104, est régulier. Dans la fosse sous-épineuse gauche on trouve un souffle rude. Le murmure respiratoire est absent à la base gauche, mais on ne trouve pas d'égophonie.

16. — Les douleurs ont reparu dans les articulations des membres. La dyspnée est moindre. Le pouls, toujours régulier, es à 100. — *Soir*, épistaxis légère qui soulage beaucoup la malade. Constipation. Mêmes phénomènes stéthoscopiques.

17. — Les douleurs sont moins vives.

20. — La malade va bien. Les sueurs sont toujours abondantes jour et nuit. Quelques douleurs vagues dans les membres. La respiration s'entend faible à la base gauche.

23. — Même état. Les souffles cardiaques persistent avec les mêmes caractères.

29. — Toujours sueurs abondantes. La nuit la malade est prise de douleurs considérables qui la réveillent et l'empêchent de faire le moindre mouvement; elle ne tousse pas. Palpitations de temps en temps.

Même état du cœur. Le souffle systolique à la pointe est moins rude. Le souffle anémique pulmonaire persiste. — La respiration est un peu rude au sommet. A gauche, respiration un peu puérile, parfois saccadée. A droite, quelques râles muqueux et sibilants. *S'agit-il d'une tuberculose en voie d'évolution ?*

Le 10 mai la malade quitte l'hôpital et part pour le Vésinet. Elle est très-faible et ne tousse pas.

La malade est revue le 10 juillet, trois mois après sa sortie de l'hôpital. Les forces sont revenues, l'embonpoint est revenu; le cœur bat régulièrement, et c'est à peine si l'on entend un léger prolongement systolique à la pointe du cœur.

Obs. II.

Rhumatisme articulaire aigu. Endocardite. Pleurésie double. Phthisie pulmonaire.

Le nommé Carré, âgé de 19 ans, entre le 14 mars 1878, à l'hôpital Saint-Antoine, salle Saint-Éloi, n° 29, service de M. Constantin Paul.

Il a déjà eu deux attaques de rhumatisme, la première à l'âge de neuf ans, la deuxième il y a quatre ans, avec complication thoracique (vésicatoire à gauche).

15 mars. — Toutes les grandes articulations sont prises, quelques vertèbres lombaires sont douloureuses. Il existe une fièvre vive, des sueurs. — On entend un léger souffle à l'artère pulmonaire, ainsi qu'à la jugulaire droite. — *Cœur.* — A la pointe, on trouve un souffle net à deux timbres. — Rien dans les poumons.

Le 16. — Les douleurs sont généralisées. L'articulation acromio-claviculaire gauche est douloureuse, ainsi que le muscle sterno-mastoïdien gauche et l'épigastre. — Pas de frottement appréciable. — Les sueurs sont abondantes.

Le 17. — Au membre supérieur les douleurs sont vives, surtout à gauche. Les battements du cœur sont énergiques, ils sont très-faibles à la pointe ; pas de frémissement. — Le souffle de l'artère pulmonaire n'existe plus : les claquements valvulaires sont très-secs, surtout au second bruit Pas de frottements appréciables. Palpitations.

Le 20. — Le malade est pris de dyspnée. On trouve de la submatité dans la moitié gauche du thorax : pas de frottements pleuraux. — Le souffle de la pointe du cœur persiste.

Le 22. — La dyspnée existe encore, ainsi que la matité. En arrière et à gauche, le murmure respiratoire est faible ; pas d'égophonie. — Toutes les grandes articulations sont envahies.

24. — Ce matin on constate un *épanchement pleurétique double*, avec souffle et égophonie. — Le malade est pris d'une angine erythémateuse depuis hier soir.

25. — La dyspnée est plus marquée. Pouls 108. — Les douleurs se localisent au coude et au genou droit.

Le 26. — Le souffle cardiaque persiste à la pointe très-intense. Souffle pleurétique à droite à la pointe de l'omoplate ; à gauche, matité dans le tiers inférieur, pas de souffle, silence respiratoire complet, comme à la base droite. — Les douleurs sont localisés au poignet et au genou droit.

Le 27. — La dyspnée persiste ; toux difficile, sans crachats. — Les bruits du cœur sont sourds à la pointe. De temps en temps des claquements secs à la pulmonaire. On croit entendre un double claquement diastolique à ce niveau. — Des douleurs dans le cou-de-pied gauche : coude et poignet douloureux.

Le 29. — La voix est rauque. Il est difficile d'ausculter le malade. La dyspnée persiste toujours. Submatité de toute l'étendue du poumon gauche en avant. — Les douleurs articulaires ont notablement diminué.

Le 30. — Ce matin *selles sanglantes*. Le malade est pâle et faible ; sa voix est aphane : il tousse beaucoup. Râles muqueux et sous-crépitants dans toute la hauteur du poumon gauche, en arrière ; de ce même côté *pas de souffle*. A droite, *on ne retrouve plus le souffle pleural*. Des douleurs à la déglutition. Le pouls est petit, faible. Les douleurs sont localisées dans le coude droit. — *Soir*. — Le malade tousse beaucoup; laryngite intense. Crachats blancs, mousseux, aérés.

Le 1er avril. — Même état.

Le 2. — Le malade n'a pas craché de sang, il tousse beaucoup; la toux est sèche, quinteuse, lente. La voix revient. Des eschares au sacrum.

Le 4. — La fièvre se réveille le soir, un peu plus de dyspnée, la respiration est faible à la base de la poitrine.

Le 7. — Herpès labialis. — A la pointe du cœur, souffle systolique rude. Les douleurs sont localisées dans le coude droit.

Le 8. — Quelques douleurs dans les genoux. Abcès tubéreux de l'aisselle.

Le 15. — Eschares toujours larges. La respiration est rude au sommet gauche en avant.

Le 18. — L'eschare est cicatrisée. L'état du sommet gauche est toujours inquiétant. On y trouve de la submatité manifeste sous la clavicule; d'autre part la toux persiste sèche et quinteuse; l'expiration est rude et très-prolongée au sommet gauche.

4 mai. — Le malade revient à la consultation. Il tousse beaucoup et commence à rendre quelques crachats muco-puriformes. L'expiration est rude au sommet gauche, et on y trouve des craquements. Il a des sueurs nocturnes, et encore quelques douleurs articulaires. Il a vomi deux ou trois fois en toussant.

Cette observation nous a paru intéressante, dans ce sens que chez ce malade les antécédents ne pouvaient pas faire supposer une tuberculose antérieure en voie d'évolution, et que celle-ci paraît s'éveiller à la suite d'une attaque de rhumatisme articulaire aigu compliqué des lésions pleuro-pulmonaires.

Obs. III.

Rhumatisme articulaire subaigu. Phthisie pulmonaire. Bronchite et congestion pulmonaire.

Le nommé Paroton âgé de 32 ans, de profession maçon, entre le 26 avril 1877 à l'hôpital de la Pitié, salle Saint-Michel n° 12. service de M. Gombault.

27 *Avril.* — Le malade se plaint de douleurs articulaires aux pieds et aux genoux, datant de six jours : il a de l'anorexie, de la constipation. Il tousse, et l'expectoration est abondante, Il a des sueurs. Les deux genoux, surtout le gauche, sont douloureux, de même que les deux pieds. C'est surtout à la partie interne du genou gauche que les douleurs se font sentir. On trouve des râles de bronchite, des râles sibilants surtout au sommet gauche. Dans la fosse sus-épineuse gauche il y a de la matité, de l'expiration prolongée, la respiration est rude. On constate une légère congestion pulmonaire à la base gauche, où l'on trouve des râles fins. Le sommet du thorax est rétracté à gauche. Rien au cœur. TA. 38° 3. P. 124.

Le 28. — La fièvre est forte. TA. 39° 5. P. 108. Sueurs abondantes.

29. — Crachats muco-puriformes. Râles dans toute l'étendue de la poitrine. (Sibilants et ronflants.) L'hydarthrose augmente dans le genou gauche. TA. 38° 4.

30. — Le malade tousse moins. Les douleurs persistent, les râles sibilants et ronflants aussi. Le poumon droit est douteux. TA matin 37°. 5. Ce soir la fièvre est vive.

1er *Mai.* — Le malade est pris d'une dyspnée violente. A la base du poumon gauche on entend des *râles sous-crépitants fins.* 40 ventouses sèches à cet endroit. TA. *matin,* 37°, 4. La fièvre est vive le soir. P. 104. T, 38° 5.

2. — (soir). — Amélioration. Fièvre moindre. TA. 38° 3. Les râles s'entendent moins.

4. — Les douleurs sont plus vives dans les articulations malades. TA. 38° 8.

7. — La fièvre a disparu complétement. TA 37°. Plus de congestion.

9. — La bronchite diminue. Les crachats sont toujours muco-puriformes.

12. — Les douleurs articulaires ont disparu. Les râles de bronchite sont bien moins abondants. Le sommet gauche est toujours douteux.

20. — Le malade quitte l'hôpital. L'expiration prolongée persiste au sommet gauche.

Dans cette observation, on trouve que le rhumatisme subaigu s'est accompagné d'une poussée de bronchite et de congestion pulmonaire qui a persisté assez longtemps. La tuberculisation pulmonaire préexistait-elle chez ce malade ? Il y a tout lieu de le croire malgré l'absence de renseignements à cet égard.

Obs. IV.

Rhumatisme articulaire aigu. Eudocardite. Congestion pulmonaire.

Le nommé Gatélois, âgé de 35 ans, entre le 15 octobre 1874 à l'hôpital temporaire, salle Sainte-Anne n° 12, service de M. Lépine.

Il y a six semaines il a été pris de dysentérie aiguë, qu'il rattache à un usage immodéré de fruits ; elle dura quinze jours.

Il y a un mois il a eu des douleurs articulaires avec fièvre ; depuis cette époque la plupart des grandes articulations ont été prises. Les hanches ont été atteintes les premières.

16 Octobre. — La peau est moite, sudorale, chaude. Le pouls est rapide, bref, régulier. Douleurs violentes dans les masses sacro-lombaires. Les deux genoux sont légèrement tuméfiés, ainsi que les deux cou-de-pieds. L'épaule gauche et le coude du

même côté sont douloureux. La langue est saburrale. Il existe de la constipation.

Cœur. — Souffle prolongé au premier temps à la base, maximum au foyer d'auscultation de l'artère pulmonaire. (Souffle anémique.)

Le malade a de la dyspnée, et des douleurs dans le côté gauche de la poitrine. Il y a de la submatité à la base et des râles sous-crépitants fins ; faiblesse de la voix.

17. — La fièvre est vive, les sueurs abondantes. Rien au cœur, si ce n'est que les bruits paraissent un peu sourds. Les poignets sont pris.

18. — Sulfate de quinine 2 grammes. Les articulations du membre supérieur, même celles des petits doigts, sont prises. Sueurs abondantes. Langue humide. Rien au cœur. Pouls 100, régulier, ondulant. Miction abondante. Sulfate de quinine, 2 grammes.

19. — Bourdonnements d'oreilles ; a été agité ; les sueurs sont moins abondantes. Les mains sont tuméfiées : il existe une rougeur, diffuse qui surtout marquée au niveau des articulations des doigts et du carpe. Même état du cœur, souffle anémique pulmonaire. Le malade a de l'appétit.

20. — Moins de fièvre ce matin.

22. — La main gauche est le siége d'un œdème très-marqué. Au cœur on entend un bruit de souffle au premier temps, dont le maximum ne peut être déterminé.

23. — L'œdème de la main gauche persiste. Le souffle du cœur se trouve au premier temps ; il est rude, la pointe bat en dedans de la ligne mamelonnaire.

25. — L'état général est bon : les articulations se remettent peu à peu. On trouve au cœur le souffle anémique pulmonaire toujours le même. Le souffle à la pointe au premier bruit est augmenté, est plus rude ; à la base sur la ligne médiane on entend un bruit bref.

Du 26 au 30 l'état général s'améliore. Le 30, le malade est tout à fait bien ; le souffle à la pointe est très-net, et plus prolongé.

Le 31. — Le malade se plaint de tousser beaucoup : crachats muco-purulents aërés. Râles de bronchite, surtout nombreux à la base droite. Pouls calme, régulier.

Le 4 novembre. — Les râles ont presque disparu. A la pointe du cœur on trouve encore un très-léger souffle, presque plus rien à la base.

Le 10. — Le malade ne tousse plus.

Le 13. — Etat excellent. Le malade sort le 23. Les bruits du cœur sont presque moraux, un peu sourds ; pas de souffle appréciable.

Typographie Lahure, rue de Fleurus, 9, à Paris.

www.ingramcontent.com/pod-product-compliance
Ingram Content Group UK Ltd.
Pitfield, Milton Keynes, MK11 3LW, UK
UKHW032003260826
14628UKWH00005B/2256

9 782019 661250